Kurze Anleitung

über die

Gehör-Pflege und Sprech-Heilmethode

der

Schwerhörigen

von

Prof. Kilian

dem

Herrn Professor von Tröltsch in Würzburg

gewidmet.

Hamburg
Agentur des Rauhen Hauses
1874

Straßburg, Druck von E. Fischbach. — 1021.

Kurze Anleitung

über

die Gehör-Pflege und Sprech-Heilmethode

der Schwerhörigen.

Die Ohren-Heilkunde ist seit jüngster Zeit kein seichter Empirismus mehr und auf allen Hochschulen von immer ernsteren Kräften und gewichtvolleren Männern der Wissenschaft gepflegt, deren geniale Forschungen mit hochherziger Humanität gepaart, dieselbe den andern medizinischen Disciplinen ebenbürtig zu machen sich bestreben. So daß ihrer akademischen Minderjährigkeit enthoben und vor der öffentlichen Meinung von dem üblen Rufe als unmoralische Marktschreierei gerechtfertigt, die Ohren-Pathologie nicht mehr an einem streng wissenschaftlichen Fortschreiten zweifeln läßt, und sich als eines der hochwichtigsten Heilgebiete für die leidende Menschheit einbürgert.

Bei Kindern tritt die Schwerhörigkeit meistens in Folge von Erkältungen am Kopfe und hartnäckigen Schnupfen während der feuchten Herbstmonate ein. In weit ernsterem Grad erscheint sie als der krankhafte Prozeß und das traurige Nachspiel der Masern, des Scharlachs, der Blattern, der Gichtern beim Zähnen, des Keuchhusten, des Genickkrampfes und der verschiedenen Meningitis-Formen.

Da im ersten Falle die Verstimmung des Gehörinstrumentes auf der gestörten Schallleitung des Trommelfells und der Gehörknöchel beruht, so ist bei frühzeitiger Kur und rationeller Pflege jede Hoffnung zur Linderung und Heilung des Uebels vorhanden, bevor dasselbe als ein lokal begränztes Ohrenleiden, keine sekundäre Störung und Verletzung des Labyrinths nach sich zieht, was leider immer durch Gleichgültigkeit und Vernachlässigung unvermeidbar ist.

Erscheint dagegen nach den örtlichen Behandlungsversuchen das Ohrenleiden als nervöse Taubheit, so scheut sich kein gewissenhafter Gehörarzt mit der sanftesten Schonung und Sympathie, den Eltern den dringendsten Rath zu ertheilen, jeder rein ärztlichen Hilfe, auf dem Jetztstande der Wissenschaft, zu entsagen und sobald als möglich die Bildung und Zukunft des Kindes durch die spezielle Erziehungsmethode der künstlichen Lautsprache und des Absehens vom Munde, wie sie in den Taubstummen-Anstalten gepflegt ist, zu sichern.

Bei älteren Personen treten die Funktionsstörungen des Gehörorgans gewöhnlich in Folge der Verkalkung oder des Schwundes ein, während bei Jüngeren der Sitz des krankhaften Prozesses vorzüglich im innern Gehörapparate zu liegen kömmt. In beiden Fällen aber weist diese höher oder niedergradige Schwerhörigkeit die schlechte Prognose der Unheilbarkeit nach und geht früher oder später in vollständige Taubheit über.

Es handelt sich also hier so bald als möglich durch mechanische Kunstmittel den geselligen Verkehr der Schwerhörigen zu erleichtern und zu sichern, sowie der Sprache ihre Klarheit und akustische Tragweite zu erhalten. Dem alten Schlendrian gemäß begnügt man sich, durch das erste beste Hörrohr sich in's Ohr hinein sprechen, oder auch ohne dasselbe, bei vorgehaltener Hand, hinein schreien zu lassen, ohne daran zu denken, die Hörfähigkeit durch akustische Uebungen zu steigern und die Sprache vor einem allmählichen Verkommen zu sichern.

Ueber das subjektive Hören und Sprechen.

Die verschiedenen Ohrenkrankheiten üben, der Erfahrung gemäß, einen so charakteristisch verschiedenen Effekt auf Stimme und Sprache, daß die medizinische Wissenschaft wohl bald diesen phonetischen Faktor in die Diagnostik der pathologischen Ohrenprozesse hereinziehen wird und sich abzuhören bequemt, was sie mit dem Auge vergebens zu sehen erforscht.

Die katarrhalischen Ohrenkranken fühlen sich Alle instinktmäßig angetrieben, ihre Aussprache mit der Eigen-Resonanz des menschlichen Ohres in Einklang zu bringen, um durch diese musikalische Congruenz den größt möglichsten akustischen Effekt zu erzielen. Da nun bekannter Weise die Eigen-Resonanz des menschlichen Ohres in der 4ten Oktave liegt, so steigern sich alle Vokale in die höchsten Schwingungsmomente hinauf, wodurch sie ihre natürliche Klangfarbe und ästhetische Glanzfülle verlieren und einen hohlen, leeren und schneidenden Charakter annehmen, so daß die ganze Aussprache mit Dissonanzen überschwemmt, deren vorherrschenden Schwebungen alle Schwerhörigen mit einem gewissen Reiz nachhängen, in das sogenannte Sprechen mit der Kopfstimme oder dem obern Manual der falschen Stimmbänder ausartet.

Schon durch dies Uebergewicht der Vokale treten die Konsonanten in den Hintergrund zurück und dies musikalische Mißverhältniß beider Sprach-Elemente wird um so größer und nachtheiliger, als einestheils die meisten Mitlaute nicht für so große Tonhöhen abgestimmt sind und anderentheils gerade diese Kategorie von Schwerhörigen weniger Reizungsfähigkeit für die Geräusche an den Tag legt. Welch letztere Eigenthümlichkeit offenbar zu beweisen scheint, daß alle sogenannten mukösen Ohrenleiden, direkt den Vorhof als den Sitz der Geräusche, viel weniger aber die Schnecke mit dem nervus acust. beeinträchtigen.

Was die nervösen Ohrenkranken betrifft, so erkennt man sie sogleich an der Dämpfung der Vokale und an dem oft vorherrschenden Schwirren und Sausen der Konsonanten, welche phonetische Eigenthümlichkeit nicht anders zu erklären ist, als daß durch Verdichtung und Lähmung der Corti'schen Fasern eine völlige Gehörlosigkeit des musikalischen Klanges besteht, während der Vorhof mit dem Hörschleim oft noch einen merklichen Grad von spezifischer Energie besitzt, so daß sich unter dieser Klasse von Tauben die sogenannten Geräusch-Hörer vorfinden.

Während die katarrhalischen Schwerhörigen alle Vokale in die schneidende Oberreihe von **e** und **i** hinaufsteigern, lassen sie die nervösen Tauben zu der tiefsten Eigen-Resonanz des **u** hinabsinken, so daß die metallene Klangfarbe der Goldvokale **a** und **o** verschwindet. Und wie leicht unter solchen Verhältnissen die Aussprache entarten und sogar erlöschen kann, weist die tägliche Erfahrung nicht nur an Kindern, sondern an Erwachsenen nach.

Ueber das Sprechen zu und mit den Schwerhörigen.

Es ist für die Umgebung schwerhöriger Personen sehr wichtig, die Eigen-Resonanz der Vokale zu kennen, d. h. die ursprüngliche Tonhöhe der menschlichen Scala, auf der jeder Vokal seine höchste Klangfülle hat. Denn wie sich dieselben von der normalen Tonhöhe abwärts oder aufwärts entfernen, schwächt sich ihre musikalische Klangfarbe und ihre akustische Tragweite, bis sie zuletzt als unbrauchbar für das menschliche Ohr und den geselligen Verkehr farb- und tonlos erlöschen.

Da hilft kein Schreien ins Ohr der Schwerhörigen; im Gegentheil, wie die so gehobene Stimme sich in den höchsten Oktaven bewegt, verlieren die Vokale **a, o, u** ihre ursprüngliche Intensität und der akustische Effekt ist verfehlt. Ueberdieß schwächt dieser dissonanzenreiche Ueberreiz von Schwebungen und krankhaftem Ohrenkitzel, den schallempfindenden Faktor der Corti'schen Fasern, statt sie zu schonen und zu stärken.

Die Eigen-Resonanz der Vokale bildet nach Donders und Helmholtz folgende Scala:

Vokal **u** = **f**, **o** = **b** I; **a** = **b** II; **e** = **b** III; und **i** = **b** IV Oktave.

Es bleibt also als Grundregel des mündlichen Verkehrs mit den Schwerhörigen festzustellen, nicht ins Ohr derselben hinein zu schreien, sondern jedem Worte so viel als möglich die Eigen-Resonanz seines Hauptvokals zu geben, was den musikalischen Accent desselben bildet.

Da es sich findet, daß gewisse Schwerhörige das Wort besser bei begleitenden Geräuschen vernehmen, wie z. B. im dahinrollenden Wagen, so kann man den Versuch machen, besondere Sprechübungen durch Piano und Harmonium so begleiten zu lassen, daß jeder Akkord den Hauptton des Wortes zur Basis hat. Auch ist es gut, daß bei ähnlichen musikalischen Einübungen der Schwerhörige den Mund halb offen hält und zugleich die Schallwellen durch die Eustachische Röhre eindringen läßt.

Was den Schwerhörigen selbst anbelangt, so kann sich derselbe nur dadurch eine klangvolle und schöne Aussprache erhalten, oder wieder erwerben, wenn er täglich mit Piano oder Harmonium die vokalischen Eigenresonanzen einübt und seine Stimme nach der angegebenen Scala so abstimmt, bis ihm die normale Tonhöhe zur zweiten Natur geworden, was um so leichter, als bei jeder Eigen-Resonanz im Munde ein charakteristisches Mitklingen Statt findet, das die richtige Aussprache zum physischen Bewußtsein bringt.

Besonders ist zu empfehlen, die einzelnen Vokale bald stärker, bald schwächer anzuschlagen, und im unisono mit Orgel oder Harmonium lange auszuhalten, was einen großen, akustischen Effekt auf die entsprechenden Corti'schen Fasern ausübt; bedient man sich zugleich dabei einiger Helmholtz'schen Resonatoren oder eines gut gebauten Hörrohrs, so ist das Resultat auf den Gehörapparat um so günstiger.

Daß das laute Selbstlesen und besonders der rhythmische Vortrag täglich und gewissenhaft zu üben sind, ist von selbst verständlich. Auch ist es beachtungswerth, daß der Gehörkranke besonders am Anfang seines Gebrechens fortfahre zu singen, zu pfeifen und Piano oder Violine zu spielen.

Auf diese einfache Weise habe ich nicht nur viele Schwerhörige vom Erlöschen der Tonsprache gerettet und ihrer Stimme eine natürliche Klangfarbe erhalten, sondern zugleich die Hörfähigkeit bei Vielen vermehrt und bei Einzelnen sogar zum täglichen Verkehr wieder vollkommen hergestellt.

Ueber die Hörrohre.

Als musikalisches Bildungs- und Erhaltungsmittel der menschlichen Stimme und Sprache hat das Hörrohr für den Schwerhörigen einen akustischen Werth von unberechenbarer Tragweite. Nur sollte dasselbe nach physikalischen Grundsätzen von einem wissenschaftlich gebildeten Techniker also gebaut sein:

1) Beweglich und schiebbar, so daß durch seine verschiedenen Stellungen und Längenzüge die verschiedenen Eigen-Resonanzen der Vokale zu verstärkter Wahrnehmung gesteigert werden können. Ist dasselbe unbeweglich, so sollte es ein Complex von mehreren Resonatoren sein.

2) Biegsam und elastisch, damit der Schwerhörige zu sich selbst sprechen kann und zum physischen Bewußtsein seiner eigenen Stimme komme, was von großer, physiologischer Wichtigkeit für die phonetische Heilmethode ist.

Als Verkehrsmittel lassen wir unter den verschiedenen Hörmaschinen nur die englischen Ohrklemmen oder Otaphone zu, verwerfen aber das Hörrohr um so mehr aus dem Gebrauch, als es den geselligen Verkehr auf ein mühsam schleppendes Zweigespräch beschränkt und dessen sich täglich vermindernder Kunstwerth um so nachtheiliger für den Gehörkranken zeigt, als es ihn von dem Einen Heilmittel ferne hält, zu dem jeder Schwerhörige ohne Zögern seine Zuflucht nehmen sollte, damit er dem Vollgenuß des geistigen Verkehrs einverleibt und von dem traurigen Exil der Abgeschlossenheit bewahrt bleibe.

Ueber das Absehen des Gesprochenen vom Munde.

Vor bald 30 Jahren kam zu uns ein höherer Offizier, der in den Streifzügen Algeriens vollkommen taub geworden und in Folge dessen auch den Wohlklang und die Klarheit seiner Aussprache immer mehr beeinträchtigt sah. Voll Vertrauen in unsere Sprech-Heilmethode unterwarf sich derselbe mit eisernem Eifer unserem Kunstverfahren, so daß ihm nach kurzen Wochen schon der mündliche Verkehr in seiner Familie ermöglicht, bis er endlich wieder mit Gewandtheit sich frei und natürlich in größeren geselligen Kreisen bewegte.

Die Zahl unserer schwerhörigen und tauben Patienten hat sich seither ins Große vermehrt und es mag hier aus unserer Erfahrung von den segensreichsten Erfolgen nur noch Ein Fall der jüngsten Tage erwähnt werden.

Ein im 12. Lebensalter, in Folge des Nervenfiebers ganz taub gewordenes Mädchen hat es im Laufe von 15 Monaten zu einer solchen Kunstfertigkeit im Absehen vom Munde der Sprechenden gebracht, daß sie im Rausch der Freude und der Selbsttäuschung das Gesprochene sogar wieder zu hören vermeinte.

Also tritt uns das Absehen als ein eigener Kunstsinn entgegen, durch dessen Vermittlung das gesunde Auge das kranke und taube Ohr im geselligen Verkehr bis zu einem erstaunenswerthen Grade von Virtuosität ersetzt. Es bilden nämlich die sichtbaren Mundstellungen eine fixe Scala, ein stereotypartiges Mundalphabet, die trotz der Abweichungen auf den verschiedenen Sprechinstrumenten einen so hohen Grad von Analogie und morphologischer Sprachverwandtschaft beibehalten, daß sie, wie die verschiedenen Handschriften für das Auge, oder die Mundarten für das Ohr, ebenso lesbar und verständlich bleiben.

Diese symbolisch-phonetische Doppelnatur des Sprachsinnes bildet die ursprüngliche Wesenheit der menschlichen Sprache. Die sichtbaren Mundformen oder Konsonanten und Vokale sind also weit entfernt, ein unwesentlicher Faktor der Sprache, sondern im Gegentheil trotz der größeren Aufmerksamkeit, die wir Hörende dem Uebergewichte ihrer Klangnatur zollen, von solch hohem Kunstwerthe, daß sie in der Genesis der Sprache das ursprünglich historische Element bilden.

Wie jetzt noch das hörende Kind auf Mutterarm der Anschauungsstufe seiner geistigen Entwicklung gemäß, zuerst mehr auf die Bewegungen und Formen der Lippen und des Mundes achtet, also vom Munde abliest, bevor es vom Ohre die Sprache abhört, so beginnt es auch seine subjektiven Sprechübungen nicht mit den Vokalen, sondern es findet mehr Naturreiz und Kunstgewandtheit, bald mit geschlossenem Munde ein **m** zu summen, bald mit den aufplatzenden Lippen eine Reihe von **pa, pa** zu hämmern oder mit der Zungenspitze ein **ta, ta** zu härten 2c.

Ebenso ist in der Genesis der Ursprache die symbolische Consonanten-Stufe der absoluten Phonetik vorausgegangen, so daß ursprünglich jede Mundform der bedeutsame Träger einer Anschauung und die Erste Sprachstufe der Menschheit nichts anderes als die kunstgerechte und bewußte Uebertragung der Symbolik der Natur auf das menschliche und formenreiche Sprech-Instrument war, bis zuletzt auf einer höheren Stufe geistiger Kultur der hörbare Faktor aus seiner Nebenrolle und Minderjährigkeit zum Bewußtsein seiner spezifischen Energie erhoben, jene elementare Augensprache vervollständigte und ersetzte.

Das Kunstverfahren des Absehens ist also nichts Neues und dem Menschen Naturwidriges. Und wenn diese Augen-Telegraphie mit der Entwicklung des Kindes in Vergessenheit fällt, so tritt sie wieder sogleich mit ursprünglicher Selbstständigkeit als rettende Hilfsmacht auf, sobald das kranke Ohr dem geistigen Verkehr seine Dienste versagt. Denn es besteht eine solche Solidarität der Sinnesorgane, daß in allen krankhaften Prozessen der Eine für den Andern bis zu einem hohen Grad von polarischer Reizungsfähigkeit eintritt.

Und daß es für den Schwerhörigen nichts Unmögliches ist, diesen Kunstsinn trotz des gereifteren Alters zu wecken und zur höchsten Virtuosität zu steigern, davon kann sich jeder Gehörkranke in den Taubstummen-Anstalten überzeugen, wo die von Geburt tauben Zöglinge vom sechsten Lebensjahre an durch dieses Kunstverfahren nicht nur in das Verständniß der Sprache eingeführt, sondern dadurch zugleich befähigt werden, die Lautsprache sich anzueignen. Und so möchten vielleicht manchem Leser einige praktische Winke über das Absehen vom Munde nicht unwillkommen sein.

1. Ein jeder Schwerhörige muß damit anfangen, sich selbst mit Hilfe eines guten Spiegels vorzusprechen und von seinem eigenen Munde ablesen zu lernen. Denn nur auf seinem eigenen Sprech-Instrumente kann er mit Muße und nach Genüge die verschiedenen Stellungen und Modalitäten beobachten, wiederholen und gleichsam stereotypiren, während sie im geselligen Verkehr als flüchtige Schatten vorüber schweben. Und um diesen Uebungen so viel als möglich das individuelle Gepräge zu nehmen und sie dem Lippenspiel der sprechenden Umgebung zu identifiziren, so muß man das Selbstsprechen nur in einem leisen Flüstern bestehen lassen, was zugleich weniger ermüdet und die Neugierde und Aufmerksamkeit Anderer nicht auf sich zieht.

Die Flüsterstimme ist für den mündlichen Verkehr mit Schwerhörigen um so empfehlenswerther, als man es strenge vermeiden muß, das Ohr ins Mitspiel zu ziehen, wodurch die Aufmerksamkeit des Auges gestört und irre geführt, so daß das Halb und Falsch-Hören den Gehörkranken nur verhindert, es je zum kunstfertigen Ablesen vom Munde zu bringen. Auch erlaubt die Gewohnheit des Flüsterns jedem Glied der Familie, den Schwerhörigen im Gange des geselligen Kreises zu halten und ihm unbemerkt, ohne die Gesellschaft mühsam zu stören, manchen freundlichen Wink zu geben.

Was die Selbstübungen betrifft, so mag der Schwerhörige zuerst mit dem Vokal **a** alle Combinationen der Consonanten einstudieren, **pa, fa, la, ka, ma** 2c., vermeide aber dabei die Progression nach organischer Verwandtschaft, also nicht **pa, ma** oder **ta, ka,** sondern man lasse die charakteristischen Eigenthümlichkeiten jeder Consonantenform durch die Gegenbewegung auf's Klarste hervortreten.

2. Um sich die ersten Schritte im mündlichen Verkehr vermittelst des Absehens zu erleichtern, lasse man sich zuerst täglich nur Bekanntes vortragen, das man zuvor selbst gelesen, oder was noch rathsamer, Lieder oder dramatische Bruchstücke, die man auswendig weiß, und zwar nicht immer von derselben Person, sondern im Gegentheil dasselbe Lied oder Lesestück von verschiedenen Personen.

3. Es ist gleich Anfangs leichter, einer ernsten Unterredung, z. B. einer Predigt oder einem öffentlichen Vortrag zu folgen, dessen Gedankenreihe klar vorgezeichnet, als einer geselligen und freien Unterhaltung, deren wechselvolles Spiel von Geist und Form den höchsten Kunstgrad des Absehens fordert.

Nun wohlan denn, mein leidender Leser! Unheilbar, aber nicht untröstbar, glaubensvoll und muthig die Hand an das Werk gelegt. Was Du einst mit dem Ohre unter dem Reigen der Harmonie als ewige Wahrheit empfunden, leuchtet Dir jetzt im Strahlenglanze des edlen Menschen-Antlitzes als seelenvolles Bild entgegen. Dein schaffendes Auge entziffert im Wortspiel der Lippen jedes Geheimniß des Geistes und Du bleibst ein lebendiges Glied der Familie und ein ebenbürtiger Mitgenosse der Errungenschaften Deines Jahrhunderts.

Die Sprache verklärt sich Dir in eine lebendige Hieroglyphe und Du kehrst wieder in das tiefsinnige und stille Kindesalter der Menschheit zurück, da jeder Hauch des Mundes eine Taste der Seele, jedes Spiel der Lippen ein symbolischer Kunstgriff und der ganze Sprachbau eine heilige Urschrift war.

Ja, o du trostreiche Heimkehr in diese geheimnißvolle Urwelt der symbolischen Sprachbilder, und Heil Dir, wenn Du diesem Rettungswinke der Vorsehung zu folgen und diese Wiedergabe der Sprache zu würdigen weißt! Dann heißt schwerhörig, nicht mehr schwermüthig werden!

Straßburg, Druck von G. Fischbach. — 1021.

www.ingramcontent.com/pod-product-compliance
Lightning Source LLC
LaVergne TN
LVHW091732021026
849161LV00003BB/589
* 9 7 8 3 1 1 2 6 6 3 7 3 8 *